DES DROITS ET DES DEVOIRS RÉCIPROQUES

DE

LA SOCIÉTÉ CIVILE

ET DE

L'ART MÉDICAL

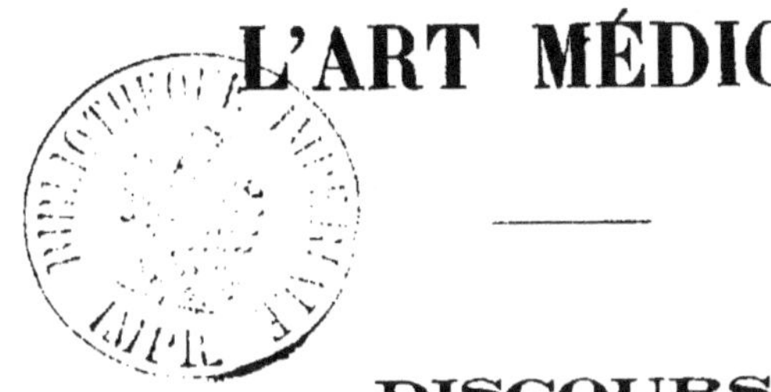

DISCOURS

Prononcé à la séance publique de la Société Impériale de Médecine de Bordeaux,
le 23 janvier 1861,

Par le Dr L.-M. REY.

BORDEAUX

CHEZ J. FERET, LIBRAIRE,
15, fossés de l'Intendance.

1861

DES DROITS ET DES DEVOIRS RÉCIPROQUES

DE

LA SOCIÉTÉ CIVILE

ET DE

L'ART MÉDICAL

I

Cette séance publique et d'ordre ministériel est une occasion que nous saisissons avec joie pour resserrer davantage encore, si c'est possible, le lien qui unit le corps médical à la société tout entière. — C'est pour cela que je viens vous prier de trouver bon que je traite devant vous :

Des droits de la société civile sur l'art médical et de ses devoirs envers lui.

Messieurs, dans l'ordre scientifique et moral, un art libéral comme la médecine est tout entier pour la société, par le seul fait de son titre, et point la société pour lui.

Si les hommes possèdent un grand empire sur notre art, ils sont du moins tenus à une certaine redevance.

C'est, Messieurs, de ce droit imprescriptible que vous avez sur nous que je viens vous entretenir, et, bien loin d'en décliner aucun article, je prétends lui donner la sanction la plus complète.

Vous souffrirez, Messieurs, que, dans une seconde partie, je vous signale des points de réciprocité morale que nous ne saurions aliéner. Ici, les vérités et les arguments, loin d'être à votre charge, n'ont d'autre mobile que l'intérêt de notre objectif, qui est vous-mêmes.

Tout cela se résume en ces mots :

Quels caractères doivent posséder l'art et l'artiste pour le plus grand intérêt possible de la société ?

Quelle doit être l'attitude morale de la société en présence de l'art médical, dans son propre intérêt le mieux entendu ?

Si, d'une part, j'entends bannir de ce discours toute la vérité dont, à tous égards, vous ne deviez pas recueillir les fruits, vous daignerez, — de l'autre, — l'entendre avec cette bonté qu'une assemblée d'élite réserve toujours à la loyauté, à la droiture, ainsi qu'aux bonnes intentions.

La médecine est l'art de guérir les maux corporels de l'espèce humaine, ou bien de les alléger en les palliant jusqu'à la limite du possible.

On l'a désignée aussi sous les expressions d'art qui quelquefois guérit, soulage bien souvent, et qui, habituellement, encourage et console.

Dans une assimilation au sacerdoce, où son lot est infiniment le plus humble, on l'a nommée *l'art salutaire*.

Comme ces définitions sont claires, simples et généralement admises, je me dispense de les appuyer de preuves justificatives, et j'ose penser que vous vous tenez pour satisfaits.

La médecine est-elle une science ou simplement un art ? — **Dans un** langage dépourvu de précision, comme de propriété de termes, l'on a bien pu l'appeler science ; mais cette prétention ambitieuse et peu réfléchie devient en même temps et la cause de préjudices à ses progrès, et celle des pénibles attaques dont on l'a trop souvent abreuvée.

La médecine est loin de posséder les caractères de la science. Où est donc son critérium de certitude ? — Où est la vérité fondamentale qui puisse servir de matrice à ses déductions doctrinales, et les expliquer toutes ?

L'astronomie reconnaît la gravitation ; — la chimie, l'affinité moléculaire ; — la théodicée, comme la théologie, l'être des êtres, essentiel, tout puissant et ineffable. Voilà leurs axiômes. Que devient la médecine parmi tout cela, si ce n'est qu'elle creuse péniblement le sillon à l'instar de l'agriculture et des autres arts, dépourvus qu'ils sont chacun d'une idée-mère, voisine ou congénère de l'absolu ?.....

Un savant proprement dit, et un artiste, sont deux individualités distinctes et différentes. Le premier est rationnel, froid et analytique ; —

le second prend ses meilleures inspirations de l'enthousiasme et du cœur.

Si Leibnitz faisait des vers, et si Michel-Ange et de Humboldt étaient encyclopédiques, cela prouve seulement qu'en ces hommes il y avait de l'étoffe pour former plusieurs grands hommes en genres divers et opposés. Comme de tels génies le ciel se montre avare, il a fallu classer en catégories les travaux de l'intelligence.

Eh bien ! Messieurs, vous le voyez, la médecine a la sienne marquée parmi les arts dont elle présente la variété, l'incertitude dans le succès, les phases ou transformations d'âge en âge, la sujétion à des règles et à des principes, et non à des lois, comme la science exacte.

La médecine est donc notre art, au même droit que la marine, le commerce et l'éloquence de la tribune ou du barreau sont les vôtres ; elle possède, à ce titre, sa constitution tant civile que scientifique et légale ; elle a son histoire, qui est déjà fort ancienne, et compte ses grands hommes dans la biographie universelle. Malgré ses novateurs, elle peut prouver l'uniforme pérennité de sa doctrine.

Enfin, et c'est important, elle occupe un haut emploi parmi les principaux mandataires de la Providence.

Si vous daignez me suivre, vous l'admettrez comme moi.

On peut diviser les arts professionnels en arts expansifs, obligeants, humanitaires, et en arts personnels et de pur intérêt privé.

Dans les premiers, parmi lesquels je place l'art médical, la défense militaire, la didactique ou enseignement, etc., l'homme de profession vit bien de l'exercice de son art, mais la majeure, l'immense part de gain en revient, non point à l'art lui-même, mais à celui qui en est l'objet, *au consommateur,* comme dirait un économiste, en vertu du mot célèbre « *Sic vos non vobis.* »

Les seconds, au contraire, ont pour objectif le bénéfice de l'homme de profession, dont l'habileté, en tel cas, se meut dans le cercle rétréci d'un profit exclusif de toute participation d'autrui.

Les expositions modernes résument le domaine de l'art en ce qui touche aux matérialités que nos sens saisissent ; — mais l'art, dans l'extension du terme, est loin de se borner à des créations tangibles ; son pouvoir poétique s'exerce même sur les abstractions qui ont, avec l'utile et le beau, des liens d'affinité : tel est le propre des arts libéraux.

Ce simple énoncé vous laisse voir que la teinte demi-sacerdotale de notre art le fait revendiquer par le génie français, et qu'il ne peut y avoir de place, dans ce discours, que pour la catégorie libérale-humanitaire, à laquelle je félicite mon art d'appartenir.

Une bouche éloquente, que l'on entend périodiquement dans cette enceinte, a trouvé, pour rendre cette idée, le mot pathétique *d'aumône*.

Oui, l'homme tout nu et privé à trois égards principaux, réclame trois aumônes essentielles :

La première est l'aumône sacrée, l'aumône spirituelle, qui sanctionne l'union commune des âmes en la cité présente, où elle console, en même temps qu'elle y prépare cette même union pour la cité future.

La deuxième n'est autre que l'aumône de la science et de la vertu ; c'est là la part de l'enseignement du vrai, du beau et de l'honnête, depuis le grand maître de l'université jusqu'à l'instituteur primaire.

La troisième, enfin, c'est celle de la santé, on pourrait presque dire de la vie, puisque mourir est la plus haute expression de notre défaillance.

C'est donc, encore une fois, à mon art qu'est dévolu ce lot plein de grandeur ; car, Messieurs, comment s'accomplira le bienfait des deux premières aumônes, si vous êtes privés du bénéfice de la troisième ! Le « *mens sana in corpore sano,* » tant comme sujet que comme objet, devient aussi indispensable dans l'œuvre sacerdotale que dans celle de l'enseignement.

Il est bien sûr que chacun doit vivre de sa peine ; Moïse l'avait dit dans le Deutéronome, et saint Paul, à propos de son apostolat, l'a aussi répété aux Corinthiens et à Timothée : « *Tu ne lieras point la bouche du bœuf qui foule le grain.* »

Si donc le sacerdoce, l'enseignement, l'art médical ont droit à l'honoraire, devenu pour tous une loi d'existence, combien plus magnifique, incomparable et disproportionné devient le service qu'ils vous rendent !

De quelle monnaie pourrait-on nous payer la vie d'un père, d'une épouse, d'un fils ! Envisagez l'isolement de la veuve et de l'orphelin, et le cruel contre-sens d'un fils qui meurt laissant son père — indigné de lui survivre.

Ne voyez-vous pas là des sources fécondes d'immenses misères physiques et morales dont nos soins vous procurent souvent le rachat !

Excusez-moi, Messieurs, d'avoir placé la statue allégorique de mon art en haute compagnie; mais, je vous le demande, une place plus humble ne lui serait-elle pas menteuse !

Notre art, comme tout ce qui existe, eut, au dedans de lui-même comme au dehors, ses détracteurs et génies malfaisants. Quelques médecins, qu'inspirait une fausse vanité, firent de l'art de guérir deux parts : l'une s'appela *médecine*, l'autre *chirurgie;* à celle-ci l'art, à l'autre la science.

Division stérile, distinction toute de fatuité, et que le plus simple bon sens repousse. Que serait-ce, Messieurs, si je vous disais ce que je pense de la distinction messéante, toute privée, stipulée, sur notre art, entre des intrus et quelques-uns de ses renégats ! — Je rougis en prononçant les mots : *homœopathie, allopathie;* ils ne sont pas, — je vous le jure, — plus médicaux que français. Il est, d'ailleurs, des appellations, ainsi que des hommes, qui répugnent de se trouver ensemble.

Qu'il me soit permis d'établir simplement ici, une fois pour toutes, que l'art de guérir le corps humain malade est un : unité corporelle, unité de souffrances maladives, unité de traitement.

Le contraire serait absurde ; je vous prie d'en juger par vous-mêmes.

Dans la dualité de l'art médical, la chirurgie traiterait l'extérieur, la médecine l'intérieur ?

Rien de plus faux au monde.

Que dire donc des organes qui sont mi-partie externes et mi-partie internes ?

Que dire de la nombreuse série des maladies de cause intérieure et qui habitent l'extérieur ?

Comment considérer les maladies qui, d'internes, deviennent externes, et réciproquement ?

Que penser, enfin, des maladies tout internes et qui exigent le recours au manuel chirurgical ?

Y aurait-il un horloger pour les aiguilles et pour le cadran, et un autre pour le ressort et les rouages ?

Les pivots qui sont moitié en dehors, à qui reviendront-ils ?

L'horloge est une, le système est un; l'horloger doit être unitaire.

Qui concevrait jamais un ingénieur-mécanicien qui ne serait que pour moitié dans l'entente de l'organisme de sa machine ? celui-là ne serait jamais qu'une vaine et inutile portion d'artiste.

Il s'est vu, comme il se voit encore, des industries médicales basées sur de pareilles disjonctions, et qui ressemblent au claudicant procédé du paralysé qui guide l'aveugle ; tandis que le premier marmotte un titre de maladie qu'il rencontre, à tâtons, dans une table alphabétique, le second balbutie de même le nom de l'inerte globule. D'aussi pitoyables médications, vous les adoptez — partisans, pour y renoncer — dupes !

La médecine est donc, par essence, *une, concrète et indivisible ;* ainsi le veulent la logique des faits et celle du bon sens. *Nous déclarons ici, intrus et dénués du caractère médical, ceux qui n'ont pas de place arrêtée dans le giron unitaire,* et cela, en dépit des scissions, toutes gratuites, dont prétendent la déchirer ses faux amis du dedans et ses ennemis extrinsèques.

Si l'on me dit : « Où est donc la place de la chirurgie, puisque tout n'est que médecine ? » — Je réponds : Le génie hellénique tortura tous les arts jusqu'à leur faire enfanter des chefs-d'œuvre : l'art médical ne put y faire exception !

Le cadre médical, — tel que les Grecs le léguèrent au monde, — et que nous gardons comme un dépôt sacré, nous montre la chirurgie, je veux dire le manuel chirurgical, non point tel qu'un rival de l'art lui-même, mais comme un moyen d'action, comme une part intégrante ou fraction de l'art de guérir.

La médecine est-elle un art ? — un art fondé sur le principe de l'unité ? — Est-elle bienfaisante et humanitaire ?

Vous avez répondu par affirmation.

Il vous reste, maintenant, à trouver la mesure de son mérite et de sa valeur techniques.

II

La médecine est-elle un art conjectural ? — La réponse affirmative s'est produite depuis longtemps. Celse, écrivain encyclopédique du temps d'Auguste et de Tibère, est, si je ne me trompe, le premier qui ait émis cette expression injurieuse : son opinion est erronée, tant du point de vue de l'art médical grec, que de celui de la science, telle que les modernes l'ont faite.

Qu'est-ce donc que l'art de connaître les maladies, de les guérir ou de les traiter du moins jusqu'à la limite du possible ?

Est-ce bien la science des panacées, un rameau de la science astrologique, ou bien l'art d'empêcher de mourir, ou celui de faire vivre en éternelle jeunesse ! — Dieu merci, là n'est point le terrain où notre art est placé.

Messieurs, l'art médical est sérieux, il est le plus sérieux des arts ; entre tous, il est loin d'être le moins positif; afin que cette assemblée tout entière en soit persuadée comme moi, je n'ai qu'à placer son nom à côté de toute notion humaine qui lui soit assimilable :

Beaux arts, éloquence, jurisprudence, commerce, agriculture, navigation, stratégie, politique, et tous les autres, sans en excepter un seul.

Quel peintre, quel sculpteur, quel compositeur musical, quel écrivain, lequel, dis-je, entre tous, peut se promettre, absolument parlant, de commander aux suffrages, à l'admiration, aux applaudissements ?

Quel politique peut affirmer les événements qu'il prépare ?

L'avocat qui a deux procès à plaider le même jour, est-il bien assuré de les gagner tous deux ? — S'il en est un ici qui m'ose dire *oui*, comment ne voit-il pas que son partenaire vaincu vient, par cela même, de gagner ma cause ?

Quel navigateur, hélas ! possède la certitude d'atteindre l'autre rive ou de rentrer au port ! — Si quelqu'un me l'affirme, j'en appelle moins à la ruine des compagnies d'assurances, qui eurent en cet art une foi trop facile, qu'aux sacrifices humains de la marine à l'élément perfide !

Quel agriculteur, après avoir jeté le grain ou taillé le cep, peut nous assurer le froment ou le vin, aliment indispensable à notre existence ?

Enfin, le général le plus habile, s'il n'a déjà pour lui le contingent de nos valeureux soldats, peut-il se promettre le gain d'une bataille, eût-il pour lui le nombre !

Il est vrai que, pour l'éducation guerrière, toutes les écoles sont ouvertes; l'art ou la science qui a pour résultat final de tuer ou d'être tué, a déployé toutes ses ressources : — la guerre, où en est-elle pourtant réduite, en tant qu'art positif, avec toutes ces précisions ? — A chanter des *Hosanna* et des *Te Deum* au Dieu des armées, et des invocations à Notre-Dame-des-Victoires.

Ah! Messieurs, comme la médecine, la stratégie est un art, et un art chanceux et point du tout mathématique, bien que la techno-mathématique ait pu servir à la former.

Je me trompe, Messieurs; il est de toute évidence que la médecine vaut mieux que cela, et, de par la sainte vérité, défense est faite à la guerre, à la marine, au barreau, à la bourse, etc., de me taxer de conjectural; car je puis dire que la médecine guérit plus d'un malade sur deux.

Supposons dix fluxions de poitrine, d'essence mortelle sans le secours de l'art; il peut bien être que l'on perdra un malade sur cinq, un sur dix, mais il n'est pas impossible d'en guérir dix sur dix.

Dans combien de maladies n'advient-il pas que l'on guérit, on soulage constamment, sans laisser courir de risque mortel?

Vous venez de voir combien les arts libéraux, et surtout les arts à rivalité contradictoire, soutiendraient mal l'épreuve de ma plume, alors même que je n'userais que bien doucement de mon droit d'examen.

Pour vous prouver, Messieurs, que le malheur d'autrui ne nous est pas consolation, et que nous ne cherchons pas le triomphe dans l'impuissance de nos émules, nous vous donnons ici, comme base doctrinale, la confession, pleine d'humilité, de notre père médical :

« Notre vie est courte et l'art médical bien long à apprendre; — les » épreuves expérimentales sont sujettes au danger et à l'erreur; — le » jugement appréciateur est difficile à porter, tandis que l'occasion d'a-» gir s'envole. »

Je ne puis résister au plaisir d'arrêter votre pensée sur la naïve fraîcheur de cette sentence.

Pourrait-on croire qu'elle fut écrite il y a près de deux mille ans? Ne lui trouvez-vous pas aussi, comme moi, Messieurs, un air de candeur sacrée et antipaïenne, qui la ferait prendre tout aussi bien pour une douce exhalation du christianisme, que pour le premier aphorisme tracé par le burin d'Hippocrate?

Non! nous ne serons jamais assez téméraires pour aspirer à la vérité absolue; et, vous le voyez, nous nous donnons tout simplement pour les antagonistes de la souffrance et des artistes à procédés dilatoires du moment de mourir. Puisqu'il faut enfin que cet instant vienne, le retarder c'est l'unique objet d'une ambition sage.

N'est-ce pas beaucoup, pour celui qui se croit parvenu à l'heure dernière, et qui paraît mûr au trépas, d'obtenir du praticien la déclaration du *non-lieu*, qu'il sanctionne par des procédés sûrs et par des soins efficaces ?

Voltaire, en ses jeux malins, aiguise contre nous des traits qu'il nous lance ; — redevenu sérieux, entre autres jugements à notre avantage, et nous donnant pour émules de la création, il dit : « *Réparer et conserver, c'est presque aussi beau que faire !* »

N'est-il donc de force de création que dans la techno-physique ou la techno-mathématique ? — Non sans doute. — Ces sciences, avec l'ensemble de leurs prodiges, nous laisseraient facilement mourir de faim, si n'était un art, le dernier de tous, le plus délaissé comme le plus humble : j'ai nommé l'*agriculture*. Elle est, celle-là, vraiment notre mère : « *Monstrat se esse matrem.* » Toujours féconde et jeune, l'agriculture, toute seule, possède le secret de nourrir l'individu et d'entretenir la race.

Le soleil se lève tous les jours sans qu'on l'appelle ; s'il n'y prend garde, il finira par être méprisé !....

Certes, nous ne promettons jamais l'impossible ; bien mieux, nous consentons volontiers à ce qu'on proclame que notre art pèche par ses *bases apparentes,* et qu'à l'égard de l'objet ou but final qu'on lui *prête,* on le taxe de ridicule et d'absurde.

Non, nous ne poursuivons pas le problème d'une longévité indéfinie, pas plus que celui d'une santé absolue et sans nulle interruption.

Qu'est-ce qui porte donc, ici-bas, le cachet de l'absolu, si ce n'est la tradition, les systèmes de convention et les mathématiques ?

La maison la plus solide, construction de l'architecte le plus puissant, est-elle impérissable ? La si virile antiquité que nous a-t-elle donc légué qui ne montre la trace profonde des injures du temps ?

La maladie et la mort sont notre partage ; que dis-je ? elles constituent une loi, un rouage du fonctionnement universel.

Vous voulez qu'un médecin indéfiniment vous assure l'existence ; mais ce médecin-là serait bientôt lapidé par vos proches mêmes, s'il en avait le pouvoir absolu et la volonté illimitée.

Si, pour notre malheur, la longévité sans bornes devenait une vérité, de tous les fléaux elle serait le plus funeste, puisque, seule, elle les produirait tous !

L'absolu de l'homme, Messieurs, diffère trop de l'absolu de Dieu, pour qu'il soit vraiment la peine de s'en vanter !

Ce qui précède m'autorise à conclure que, si un art vaut en raison de ses services, nul ne saurait surpasser le nôtre. Sa vérité, son authenticité possèdent toutes les sanctions :

Enseignée par l'État, décrétée comme d'utilité publique, la médecine de Montpellier (1), de Paris et de Strasbourg, c'est celle de l'antique Hellade, c'est celle de l'univers !

Vous avez admis, de même, que cet art médical, qui nous vient d'Hippocrate, tout aussi bien que la littérature et les beaux arts qui nous viennent de Démosthènes, de Phidias ou d'Appelles, est un art vrai, digne et fécond. N'agit-il pas avec raison, avec une certaine précision, et constamment avec motif et connaissance de cause ?

III

Après avoir exposé les caractères de notre art, il devient naturel d'appeler votre attention sur ceux qui en sont la représentation vivante.

A la faveur d'une sorte de prosopopée, faisons apparaître le vrai ministre de l'art, et formons-nous une idée de son caractère ; dans un parcours rapide, envisageons son entrée dans la carrière ; voyons-le dans les concours, en pratique civile, dans ses devoirs officiels, etc.

Si, à ces divers titres, il remplit, sous vos yeux et tous les jours, le programme que la raison lui dicte et que la sauvegarde de vos intérêts comporte, j'aurai prouvé que l'art salutaire se trouve incarné en des hommes qui comprennent la hauteur de leur mission.

Le portrait du médecin, tel qu'il faut l'entendre, fut, à époques diverses, tracé par main de maître.

Celse le veut actif ; — *strenuus*, dit-il, intrépide ; — *immisericors*, non point insensible ni cruel, mais inaccessible à cette pitié de femme qui paralyse toute action.

(1) Cette vénérable *école-mère* demeure toujours l'objet de ma piété reconnaissante.

Si non meminero tuî Jerusalem, oblivioni detur dextera mea.
                                                        Psalm. 136.

Voltaire, qu'il faut toujours citer en matière de raison pure et lorsqu'il ne touche point à la foi, veut en l'artiste « une haute sagesse alliée » à de l'enthousiasme ; comme César, — ajoute-t-il, — qui formait ses » plans de bataille avec prudence et combattait avec fureur. »

Je veux que, devant un tel homme de dévouement et de cœur, tout intérêt cède à toute vérité utile à la souffrance. Pour lui, nulle acception de personnes ; il n'a d'yeux que pour les maux et la mort, afin de mieux les discerner et les combattre.

Il est enfin d'axiôme médical, selon la grande loi du politique et sage Machiavel, — qu'il faut faire au succès tous les sacrifices ; — ne sont-ils pas plus faciles et moins coûteux que celui de la vie ?

Hors cela, point de ministère, point de responsabilité, point d'efficacité !

Si, par impossible, il en était autrement, l'emploi profané de mon art s'abaisserait au rôle puéril d'un stérile commérage, ayant pour toute distinction le trivial privilége d'un diplôme.

Comment donc advient-il que le public se soit fait du médecin un portrait tout contraire ? — Pourquoi, vous demanderai-je à mon tour, son sens moral et commun est-il si dévié, qu'il aspire toujours à tomber victime de la fourberie et de l'erreur ?

Quand l'oreille est faite au mensonge, l'accent de la vérité lui devient insipide !

N'avez-vous pas constamment sous les yeux l'emploi de nos ressources personnelles et celui de nos instruments et autres moyens d'action !

Considérez-nous en ces moments solennels où toute une famille est dans le vertige du désespoir : conviés à nous concerter en efforts collectifs, la question s'instruit dans la sollicitude anxieuse du procès le plus grave !

Le problème se pose avec précision et clarté ; la solution passe, de bouche en bouche, dans une fiévreuse animation ; — jamais émulation plus édifiante ; jamais zèle plus ardent de la part de trois hommes pour en sauver un autre !

Que l'on ne nous parle point de dissidences et de tiraillements ; le difficile est, non pas d'obtenir l'unanimité de l'accord, mais plutôt de susciter de lumineuses divergences. — Nul ne voudrait servilement répéter la formule qu'il vient d'entendre ; de cette variante même, plus apparente que réelle, naissent des solutions qui luttent d'élégance et offrent d'utiles ressources à la direction du traitement.

Je n'ai jamais vu l'homme en attitude plus indépendante, plus replié sur lui-même et plus digne, que le médecin en consultation.

Messieurs, vous seriez surpris, si vous y arrêtiez votre attention, des merveilleuses conquêtes de l'art médical, et du singulier fonctionnement de certains appareils instrumentaux; le simple dénombrement en serait long et abusif; je me borne à ceci : la tête de l'enfant est enclavée, la mère et l'enfant vont périr. Il faut un instrument de la plus haute puissance, en même temps que doux et innocent à l'enfant et à sa mère.

De la plus intime profondeur des entrailles, à l'aide d'efforts souverains, il enlève l'enfant dans sa serre irrésistible, tandis que celui-ci vagit plein de santé : deux existences précieuses sauvées dans cinq minutes !

Ne venez-vous pas de voir, comme moi, l'image de Milon de Crotone sauvant intacte, dans l'inviolable fixité de sa main, l'orange contre l'effort de cinq lutteurs ?

Le forceps, lui tout seul, suffirait à l'illustration de mon art; son invention est un trait de génie qui me frappe d'étonnement toutes les fois qu'il me vient à la pensée...

Les hommes de goût, de jugement droit, et vraiment connaisseurs, m'approuveront quand je dirai que des progrès plus notables encore, et des résultats d'un caractère plus mâle et plus accentué, appartiennent à ce que le monde appelle la médecine. En d'autres termes, la curation des maladies par *voie chirurgicale*, toute merveilleuse qu'elle puisse être, n'a rien qui efface la remarquable puissance et l'heureuse efficacité des procédés de *pure médecine*.

A ce nouvel égard, le kina, le mercure, le fer, l'iode, l'émétique, l'opium, la vaccine, s'offrent à vous, aussi bien que l'action bien étudiée des réfrigérants et même du feu, comme le superlatif du bienfait.

Pourquoi donc dire et répéter sans fin que nous sommes le jouet de nos conjectures !

On donne aujourd'hui des médailles de sauvetage, comme les Romains autrefois la couronne civique, lorsqu'on sauve ou sauvait un homme. Vous devriez, à ce compte, nous en graver et nous en tresser par milliers : nantis de ces découvertes, forts de ces dons vraiment providentiels, nous pouvons, à votre profit, tout ce qui n'est pas surhumain.

Mais non, n'y faites pas attention ; n'est-ce pas notre métier de vous sauver obscurément et en silence ?

Ainsi travaillent pour moi le bœuf et l'abeille, me revêt la brebis et me garde le soldat ; doit-il leur en revenir grande gloire ?

En ce qui nous concerne en propre, nous répétons, dans nos conférences, que plus notre art est difficile, ingrat au langage, acerbe au raisonnement, plus il faut lutter d'efforts pour la netteté de l'idée et la précise clarté de l'expression.

Les trois hautes écoles de France où notre art s'enseigne n'admettent d'élèves que ceux qui ont fait leurs preuves littéraires et scientifiques. — Ils savent déjà beaucoup avant de toucher aux éléments d'une carrière difficile entre toutes : quatre années d'études, tant doctrinales que pratiques, sont la limite légale ; mais vos médecins de ville se préparent, en grand nombre, à leur ministère, par six, huit et même dix années de travaux scolaires et hospitaliers. — Dans tous les cas, ce n'est jamais qu'après six actes probatoires, et même à la condition d'un nombre égal de concours et noviciats, ardus et de haute responsabilité, que ces nouveaux praticiens se trouvent admis à vous soigner...

Et l'on voudrait que de tels hommes ne fussent pas sérieux ! S'il en est ainsi, n'en faites plus un crime à l'institut médical, mais accusez plutôt l'incurable faiblesse de l'esprit humain.

Une jeunesse de choix, qui a grandi dans de pénibles travaux jusques à maturité, croyez-le bien, ne saurait, d'un même coup, être frappée de vertige et d'impéritie. D'ailleurs, Messieurs, ces pionniers de l'étude médicale ne sont-ils pas vos fils ?

Soit donc que l'on juge le médecin dans la chaire des concours ou dans celle de l'enseignement ; soit qu'il prête ses lumières à la justice ; ou bien encore, qu'il donne aux calamités publiques et aux souffrances privées l'appui de son sens ou de sa main, il demeure l'homme fort par la pensée, par la mise en œuvre de son art, par le courage.....

Ironique et dédaigneux au danger contagieux, le corps médical trouverait difficilement dans ses rangs un lâche !

Quoi que l'on ait jamais pu dire de l'art médical, vous le voyez main-

tenant, il demeure, avant tout, une carrière d'abnégation et de sacrifices.

Il en est, sous le soleil, des abnégations plus grandes que les nôtres,
et nous ne saurions nous comparer à ces héros humbles et ignorés,
dont les annales des missions parlent seulement à des lecteurs humbles
comme eux. Qui donc, depuis l'origine des siècles, les surpassa jamais ?

Et cette autre victime, toujours parée pour le triomphe ou pour la
mort, le soldat! Quel cœur un peu sensible n'a battu à l'aspect de
tant d'héroïsme et de tant d'autres vertus, qu'on ne les saurait nom-
brer? On éprouve en son âme une douce détente et une suave admiration à l'aspect de l'homme grandi et posé à la hauteur d'un modèle :
tels vivaient jadis certains bienheureux au sommet de leur colonne,
où ils prenaient résolument leur place entre la terre et le ciel.

Oui, Messieurs, l'honneur est *endémique*, professionnel et à l'ordre
du jour, dans l'armée comme au sacerdoce. Heureux donc les arts qui
les imitent et s'en rapprochent !

A part, Messieurs, tout inconvenant éloge de nous-mêmes, il demeure juste et vrai de dire que nous savons aussi résolument mourir
dans l'accomplissement du devoir : durant le combat comme aux am-
bulances, — près du soldat; aux hôpitaux, — avec la sœur grise ; —
aux exhumations juridiques, — ainsi que notre confrère Fasileau ; —
soit, encore, dans vos foyers de famille, en recevant sur nos fronts,
comme Blache et beaucoup d'autres, des projections empoisonnées.

Nous tous, n'avons-nous pas sans cesse à nous défendre contre les
purulences, les virus et les mucosités infectieuses que nous humons,
touchons et absorbons sans cesse pour l'amour de vous ?...

Dieu, dans sa bonté, créa les agents salutaires, et dit à l'homme :
Tu travailleras pour les discerner et les découvrir. Il a tenu parole ; vous
ne sauriez dire nos tribulations et nos transes avant de venir à vous,
en cas graves, munis de moyens salutaires, ni insuffisants, ni démesurés
ou excessifs.

Si l'on pouvait s'en douter, nous ne serions jamais l'objet de dérisions
irréfléchies.

Surtout, l'on ne se donnerait pas, dans des improvisations irration-
nelles, pour plus capable que nous-mêmes, qui ne vous abordons jamais
qu'après observations mûres et laborieuses.

Tout le monde est grand médecin , si ce n'est le médecin lui-même , authentique et fondé !

Tel est, Messieurs, l'exposé rapide, autant que substantiel , de l'*importance professionnelle de notre art*.

Vous le voyez, les droits que vous avez sur notre valeur pratique et morale n'y sont pas méconnus. — Vous venez de constater de même que le niveau de la science médicale , comme celui du sentiment de nos devoirs , s'élève en raison de vos intérêts les plus grands , les plus chers et les plus sacrés.

Il vient d'être dit aussi que l'art médical , sur les nobles traces de la religion et de l'armée , aspire à se dévouer jusqu'à mourir : nul homme ne put jamais en faire davantage !

IV

Nous sommes parvenus au point qui fait le partage de ce discours. — Là, finissent nos devoirs comme vos droits ; — ici, vont apparaître nos titres avec vos redevances.

Mais , au nom du ciel , je vous en prie, n'oubliez point que nous ne cessons jamais de plaider pour vos intérêts les plus graves.

Le temps est donc venu de nous concerter pour examiner ensemble, avec une attention respectueuse sans doute, mais aussi sans faiblesse, l'objet ou complément de notre art.

Dans ses rapports avec nous , le monde se divise en trois chefs que voici :

Les pseudo-médecins ou faux ministres de l'art, les détracteurs, et le malade.

Vos constatations personnelles, Messieurs , ne vous avaient pas laissé complètement ignorer notre valeur. Bien que vous veniez d'en recevoir une confidence plus directe, permettez-moi de rendre vos convictions plus intimes encore, en mettant en regard de notre orthodoxie les pratiques trompeuses et obscures qui n'en sont que la contrefaçon vaine.

1. La Société impériale de Médecine de Bordeaux a reçu la mission , émanée de haut, de maintenir la saine doctrine et de la propager. Elle

se devait d'abord à elle-même de faire constater qu'elle est dans la voie de la vérité, et qu'il n'est point possible de la confondre avec les pratiques dénuées de ce caractère.

L'autre part de ses devoirs officiels est d'établir avec la cité un commerce affectueux de confiance et d'enseignement ou direction dans le sentier des doctrines.

Il est donc urgent de commencer par jeter un regard rapidement scrutateur sur les faux ministres de notre art.

« La mode et la nouveauté, dit Voltaire, sont le véritable tyran de » l'homme; l'on veut toujours du nouveau, quelque peu qu'il vaille; » et voyez, — continue le célèbre rationaliste, — si le colporteur se » charge d'un Virgile ou d'un Horace : jamais, mais bien des plus mé- » chantes brochures. »

Afin de détruire ce mauvais levain et les autres causes du discrédit jeté sur notre art, je vais les mettre au jour et remonter à leur malencontreuse origine.

Lorsque avec l'antique civilisation tout croula du même coup, au moyen âge, l'art médical fut un de ceux qui tombèrent le plus bas.

L'homme, malade et mortel, a toujours à cœur d'alléger ses maux et d'ajourner la mort : ce sentiment passionné de la conservation est de tout temps et de tout étage social.

Dès qu'un voile obscur s'étendit donc sur toute intelligence, des guérisseurs ignares et avides surgirent de toutes parts; alors, comme aujourd'hui, la basse et aveugle cupidité se voua, sans retenue, à la vile exploitation de la répugnance de mourir.

Quels hommes et quelles doctrines osèrent alors se révéler! La médecine de Salerne, à l'usage des croisades, et les formules les plus absurdement ridicules, sont encore là pour attester si nous sommes vraiment les fils de tels ancêtres.

Mais, du moins, qu'on se souvienne aussi de quelle manière se rendait la justice, c'est-à-dire, à grand renfort de champs-clos, de questions, de bûchers et de jugements de Dieu : dispensez-moi, Messieurs, de dire pourquoi et contre qui; nous aurions tous trop à rougir !

N'oubliez pas comment les arts littéraires traduisaient alors le sentiment national : le théâtre avec ses proverbes et ses travestissements pris du bestiaire, qu'en pensez-vous, comparé à celui de Sophocle ou de Corneille !

Songez donc, Messieurs, qu'une distance égale sépare notre art de celui des astrologues, des panacéistes et des polypharmaques de la décadence.

Or, Messieurs, peut-on le croire, on a tout oublié des défaillances de l'esprit humain de cette époque ; notre art, seul, est présent aux regards, tel qu'il fut aux temps des devins de la chiromancie.

Que dis-je ! dans leur regret de ne pouvoir se faire illusion sur ces tristes phases de l'art de guérir comparées à *notre médecine*, les peuples s'en sont fait créer *une*, de toutes pièces, sur ce patron et à cette image.

Le vulgaire, avide de merveilleux et de magie, est saisi d'une horreur bizarre contre tout ce qui est légitime, rationnel et sanctionné par l'épreuve. C'est lui qui a contraint l'idole de monter sur le trépied, afin de l'adorer par un indigne et honteux retour aux mœurs païennes.

Qu'est-ce donc, devant le bon sens et la raison, que l'homœopathie, la double vue, une table, un chapeau qui tournent et qu'on interroge !

Qu'est-ce, aux yeux de la loi écrite et qui nous gouverne, que ce paysan de la Saintonge, qu'un devin célèbre à Labarde, que des renoueurs au quartier de Sainte-Croix et à Carignan, qu'un docteur en jupes à celui des Chartrons, que la devineresse de Soissons qui pronostique sur gages ! — si ce n'est comme un éclatant regret de populations ignares de n'avoir plus, comme jadis, sous leur main, les distributions de formules monstrueuses et bizarres qui servent encore de modèles aux intrus de l'art médical !

Ezéchiel gémit et prévient, Messieurs, mais il ne dénonce pas !

J'en appelle seulement aux lois morales dont la sanction se passe, comme remords, au fond des consciences.

Double, qu'on force d'opter entre l'art et la pairie, — opte pour l'art : quelle grandeur ! comparez-lui donc ceux qui feraient *tout un* du forlignage et du métier.

A propos de l'ignorance, toujours dupe et toujours avide de procédés occultes, voici les paroles de Babinet sur la même question :

« Lorsque, à la fin de la période révolutionnaire du dernier siècle,
» Delisle de Sales publiait son fameux ouvrage, bizarrement intitulé :
» *Mémoire en faveur de Dieu*, il demandait très-sérieusement pardon
» d'avoir choisi ou accepté une pareille cause. « Je sais bien, disait-il,

» que mon client n'est pas en faveur aujourd'hui. » (Quel client !) Je
» puis en dire autant en essayant de plaider en ce moment la cause de
» la raison. A voir le déchaînement de toutes les prétentions physiolo-
» giques et magiques contre cette pauvre raison, il y a de quoi déses-
» pérer de sa cause, comme de Sales désespérait de la cause de l'*Être*
» *suprême*, *ci-devant Dieu* (expression de 93). Quand on veut invoquer
» les lois bien établies du possible et de l'impossible, on trouve pour ad-
» versaire l'imagination qui, toujours prête à tout admettre, ne laisse
» plus de place pour la saine logique, pour les déductions rigoureuses
» de l'expérience, enfin pour le simple bon sens. »

Avec cette citation, empreinte d'une pieuse ironie au profit de la puissance divine, de la sagesse et de la raison, Babinet invoque l'autorité
de Lucrèce :

« .... *ignari quid queat esse*
» *Quid nequeat!*............. »

Dupes faciles et toujours disponibles, ils demeurent indifférents à
discerner ce qui est évident de ce qui n'est qu'absurde ! —

Plus loin il ajoute : « Ce n'est point pour l'exploiteur que j'écris ; il
» est trop intéressé à l'erreur pour désirer de me comprendre. »

Si l'on conservait quelques sentiments généreux, soit même un reste
de pudeur, l'on n'oserait plus, en regard de telles faiblesses, faire ainsi
trafic de la vie et de la souffrance humaine !

Au mépris, Messieurs, du jugement si décisif d'un homme dont
la raison et la science font loi dans l'univers intelligent, n'êtes-vous
pas surpris d'entendre un de ces hommes, *qui ne savent que tout*, s'é-
noncer en ces termes :

« Votre Hippocrate, médecin-philosophe que vous béatifiez presque,
» n'est qu'un impudent menteur ! ἡ δὲ τέχνη μάκρη..... Comment, *la*
» *science est longue*, vous osez le dire, quand on peut s'endormir, jour-
» naliste et dépourvu de la moindre teinture médicale, pour se réveiller,
» spontanément devenu... homœopathe ! — Est-il, au contraire, un
» moyen plus sûr et surtout plus expéditif de se faire un état libéral,
» humanitaire, honorable !

» C'est, d'ailleurs, vraiment bon, juste et digne, puisque la chaire
» d'homœopathie est d'une création prochaine aux Facultés de France,
» existantes ou à naître. »

Avec le sens le plus simple et le plus vulgaire, on peut répondre :

Hommes de pas assez ou de trop de foi, jamais il n'y aura de chaire *homœopathique* en France, pas plus que de chaires de *Perkinisme* ou de *Mesmérisme*. Mesmer, comme Hahnemann et Cagliostro, sont à l'état d'oubli.

Il faut le dire pour l'honneur de notre France : sa bonne foi proverbiale a pu donner périodiquement asile à ces innovations menteuses, mais il était en dehors de son sens et de son esprit de les faire éclore ; à peine si l'on pourrait croire que le général Montauban ait pu en faire la rencontre dans les vieilles retraites du Bouddhisme.....

L'imposture n'a qu'un temps, celui qu'il faut pour la démasquer ; la vérité seule est permanente !

D'ailleurs, le rêve de l'authenticité et de la validation de doctrines ne porte pas, vous avez pu l'apprendre, bonheur à tout le monde. Le soi-disant docteur Noir, *un nouvel intrus*, a voulu, lui aussi, commencer par l'Hôtel-Dieu ; vous savez comme il a fini !

Qu'on laisse donc au bon sens public son libre cours et le soin de prononcer !

Comme arrêt suprême, il est, d'ailleurs, à Paris, dans les conseils du ministre, une sagesse qui veille avec sollicitude sur les intérêts de la santé publique.

Non pas que l'homœopathie n'ait aussi droit à la *tolérance* : c'est une loi constante que la parodie vienne grandir le chef-d'œuvre.

L'auteur ineffable de la création, dans ses paternels soucis pour nos continuelles défaillances, a lui-même posé le grand principe des contrastes : il plaça le geai piteux auprès du paon superbe et de l'oiseau de paradis, afin que son ombre fît éclater leurs brillants et pompeux reflets.

Quant à l'officielle installation, je le répète, c'est une autre arche sainte, de laquelle n'approche point qui veut avec autant de familière liberté.

L'initiation toute privée de quelques affiliés, incapables et inertes dans la médecine sérieuse, pourrait-elle se comparer à la longue, patiente, énervante autant que ruineuse étude de l'art authentique ?

Que l'on choisisse donc entre la trop facile et suspecte doctrine de Rabelais et d'Épicure, et la morale sainte et sévère de Socrate et du christianisme, en vue d'un jugement définitif ; — car tout cela se tient, Messieurs.

Il suit de là qu'il faut attendre, pour voir l'homœopathie intronisée, que la lie monte à la surface, et que la pyramide, d'après une parole devenue célèbre, cherche encore à s'équilibrer sur sa pointe.

Que les individus délirent, c'est simple et même ordinaire; mais que ce soit là l'état normal d'un peuple tel que la France et de ceux qui le gouvernent, c'est impossible.

Que deviendrait alors la sagesse authentique des masses, cette base solide de la certitude logique?

J'ai hâte de mettre un terme à cet article, en ajoutant aux vérités qu'il contient la déduction suivante :

Dans les bornes humaines, *l'État* possède tous les motifs de certitude, et il est paternel.

Il s'ensuit que l'Université possède la vraie lumière et la répand. L'Université s'attache à l'enseignement de la doctrine médicale, telle que nous la professons, et *l'État* nous remet ses malades.

L'État, de plus, décrète notre doctrine d'utilité publique.

Donc, elle est vraie.

S'il en était autrement, *l'État* ne serait point paternel, et l'Université enseignerait l'erreur.

Ce qui est absurde !

Donc, encore, notre doctrine est vraie.

Par opposition, et quant aux pratiques hétérodoxes, *l'État,* par l'Université, n'enseigne ni l'homœopathie, ni ses analogues; il ne leur confie pas non plus ses malades;

Parce qu'il sait que l'homœopathie, etc., est l'erreur.

S'il en était autrement, *l'État* cesserait et d'être paternel, et de posséder, dans l'intensité humaine, la certitude, comme la vraie lumière.

Donc, l'homœopathie c'est l'erreur, et notre doctrine est la seule vraie.

C'était mon devoir de vous les montrer au doigt, ces docteurs sans mandat, ces maîtres sans doctrine, ces conseillers sans titre, afin de les bien signaler à vos sages répulsions.

2. Je ne détourne mon regard d'un si triste sujet que pour le porter sur un autre qui vous paraîtra plus décourageant encore; du moins, ici, nous ne sommes plus en face de fantômes vaporeux et illusoires, de

renégats des grandes doctrines de leurs pères, ou bien de quelques émules mal inspirés de Hume et de Robert Houdin.

Ce sont de grands noms, de belles faces historiques qui ne nous aiment point, et qui nous le disent à découvert.

Oui, Messieurs, s'il est constant que nul ne saurait compter nos ennemis et nos détracteurs, il l'est aussi qu'ils nous jugent sans compétence, n'ayant à nous opposer, pour toute arme, qu'épigrammes et lazzis.

Tordez et pressez de toutes façons leurs plaisanteries railleuses, vous n'en exprimerez jamais un seul argument de la moindre valeur.

Puisque les sarcasmes de Montaigne et de Rousseau sont un écho qui résonne encore, voyons s'ils étaient bien recevables à se plaindre.

Ils avaient tous deux la pierre : — que ne se la firent-ils extraire ? c'est si simple ! Est-ce que pour Montaigne, l'illustre famille des archiatres Colot ne vivait pas en ce temps ? N'avait-elle pas une renommée européenne pour la lithotomie ! — Louis ou Brasdor, contemporains de Jean-Jacques, ne lui auraient-ils pas rendu ce service ?

Mais non ; ils se complaisent à crier famine dans l'abondance. Montaigne nous a sans cesse dans la bouche en dérision vaine, désœuvrée, et dénuée, toujours, de raisons même spécieuses.

Quant à Rousseau, il aime la médecine, mais point le médecin : « Qu'on me présente la médecine, seule, je veux bien la consulter, » dit-il.

Malade aux systématiques abstractions, c'est à vous, tout le premier, de nous offrir la maladie à distance de vous-même ; nous la traiterons dans l'abstraction, ainsi que vous notre art, et nous trouverons à cette séparation plus de profit que vous.....

Molière commence par nous mettre en caricature ; puis, sur ces personnages imaginaires, tout fictifs, il appelle le gros rire ; bien mieux, il nous force à rire nous-mêmes de ses créations, qui ne furent jamais à notre image.

« Pourquoi l'opium fait-il dormir ? » — Je n'en sais rien ; nul homme ne le comprendra jamais ; Dieu s'en est réservé le secret, comme celui du foyer solaire, du grain de sable et du grain de blé.

J'ai, d'ailleurs, confessé plus haut que je ne suis pas un savant de science pure et absolue ; mais je suis un artiste, à vérité féconde bien que relative, qui comprends à merveille l'emploi de l'opium, et c'est tout ce qu'il m'en faut pour bien vous servir, Molière.

Et vous, maintenant, ne voyez-vous pas que le ridicule s'attache à ceux qui rient sans raison ? — Mais j'ai fait rire ; c'était là mon but seul et unique. — Alors, mon art s'adresse à un parterre, trop complaisant pour rire de lui, tout le premier, de ce qu'il est venu se heurter à la logique et à l'équité.

Est-il donc, sous le ciel, une chose toute seule, dont le dernier mot, inscrit *là, sous notre œil, en gros caractères,* ne déborde pas toutes les prétentions de notre pauvre intelligence !

Permettez-moi, Messieurs, ce dernier trait sur certains de nos contradicteurs, tous absents aujourd'hui. — Ils nous rendent témoins de leurs afflictions, et nous essuyons leurs larmes ; ils nous baisent les mains, et nous appellent sauveurs.

Quel changement soudain ! Tout danger disparu, l'honneur du succès revient tout entier au mérite de *la complexion.* Heureux si, nous plaçant en face de l'impossible, ils ne nous rendent responsables d'événements de force majeure !

Que l'on couvre du voile d'un dédaigneux oubli nos actes salutaires, nous le voulons bien ; nous estimons pour le plus heureux celui qui fait le plus d'ingrats ; — mais du moins ne liez pas, leur disons-nous, votre avenir de souffrance et de danger, en abdiquant toute sage prévoyance.

3. Je ne puis clore ce débat avant d'avoir sondé l'esprit du malade, cet objet si cher de nos sollicitudes. Voyons si les populations ne sont pas, contre elles-mêmes, coupables de l'insuffisance de notre art ; on nous appelle tard et lorsque toutes les limites du possible se trouvent dépassées.

« Ayez souci des chances de début, » — « *principiis obsta;* » c'est un précepte romain qui tombe, malgré nos protestations, en constante désuétude.

La longue catégorie des cancers veut que l'on agisse avec hâte et précocité. Mais, au grand désappointement du praticien imbu de son art, les malades nous arrivent avec des volumes monstrueux, — avec des adhérences et des propagations hors de la portée tangible, — souvent avec infiltration dans toute l'économie.

N'est-ce donc pas assez des maux fortuits et inévitables, pour ne pas donner l'appui de sa connivence et de sa complicité à des maux funestes de leur nature, si la lutte contre eux ne commence dès leur éclosion !

Vienne le cas où le médecin soit mis, en temps utile encore, en regard d'une maladie périlleuse, mais curable; un moyen décisif, énergique est signalé comme seule condition de salut. Ah ! Messieurs, quelle faute ! — Ici, je me sens tout interdit au souvenir d'affronts personnels, et me borne, pour toute explication, à vous rappeler trois vers de la classique Iliade : μάντι κακῶν... « Prophète de malheurs, tu ne portes » jamais un seul bon présage ; les plus tristes annonces furent toujours » chères à ton cœur ; je n'ai pu obtenir de toi, ni accomplissement heu- » reux, ni bonne parole... »

Que faut-il donc faire en ces conjonctures usitées et familières de mon art, où il devient si difficile de *plaire à Dieu, au monde et à son père !*

Si je parle, on me renvoie ; si je me tais, la mort arrive !...

Vous le voyez, lutte toujours entre l'intérêt et l'honneur...

Bien souvent il advient, Messieurs, que le médecin est congédié pour s'être montré probe ; — le malade est mort après ; il avait refusé son adhésion docile à des avis authentiques et fondés !

Dès à présent, Messieurs, vous voilà mûrs à juger si le parallèle qui fait l'âme de ce discours a servi à la ruine et à la déconsidération de mon art, ou bien à la mise au jour et à l'exaltation équitable d'une valeur qui lui soit propre.

Vous vous trouvez pareillement aptes à répondre à la question suivante :

Dans l'ordre artistique et purement contingent où se trouve placée la médecine, existe-t-il une mesure de suffisante appréciation du vrai, du beau et de l'honnête ? — Qu'est-ce qui en constitue les caractères authentiques ?

Vous avez déjà répondu, comme moi, que cette règle est gravée dans l'esprit et le cœur de tout homme de goût, possédant cet instinct du bien, ce tact exquis et délicat que l'on nomme *le sentiment des arts.*

Rapprochez ce mot des vers d'Horace, promulguant son *criterium* en matière d'art et d'éloquence :

> *Graiis dedit ingenium*, etc.

« Les Grecs ont reçu des Muses, nous dit-il, le privilége du goût et » de l'éloquence ; du goût, *cet arbitre, ce régulateur souverain dans* » *les arts littéraires.* »

L'action du goût fut absolue, sans doute, sous le ciel privilégié de l'Attique; mais son empire ne saurait jamais déserter un pays où l'on porte avec quelque dignité le nom d'homme.

Les musées, les expositions, la vue des monuments passionnent les cœurs, et les remuent à l'endroit corrélatif à la beauté de l'objet : tels deux instruments, en accord harmonique et à portée voulue d'acoustique, résonnent, à la corde et à la note similaires, alors que l'un d'eux est seulement touché.

Malheur donc à l'art, s'il est privé de spectateurs éclairés et judicieux! il se trouve en même temps dépourvu et de la critique qui le dirige, et de l'éloge qui le soutient, et de la censure qui le redresse dans ses torts.

L'art vit surtout d'applaudissements; Boileau l'a dit en termes aussi vrais que gracieux :

> L'orateur au barreau, le poète au théâtre,
> S'enivrent de l'encens d'une foule idolâtre.

L'art médical seul, le plus déshérité de tous, manque de scène comme de tribune : ses actes, vous le savez, se passent à la muette, au chevet d'un lit, condamné qu'il est, à tout jamais, au secret, ainsi que le héros médical à qui Virgile a consacré des vers plaintifs :

> ...... Iapis
> *Scire potestates herbarum usum que medendi*
> *Maluit, et mutas agitare ingloriùs artes.*

Virg., Æneid., lib. XII.

« Pauvre Japis!... il préfère à toutes les gloires que lui promet Apol-
» lon, l'art silencieux et caché qui guérit les maux loin de l'éclat et des
» grandeurs. »

S'il vous était donné, Messieurs, de nous suivre et de nous saisir dans les détails vrais, authentiques et moraux qui nous appartiennent, combien de notes harmoniques, corrélatives et sympathiques ne ferions-nous pas vibrer en votre âme!

Tel qu'il est, mon art s'impose à vos utilités les plus chères, les plus indispensables et les plus élevées.

En matière d'arts libéraux et de beaux-arts, l'aspect du chef-d'œuvre vous captive et vous ravit, sans doute ; mais l'intervention de l'art salutaire vous passionne davantage encore. Tout le clavier de vos sentiments joue en ces instants énergiques où nous disputons vos proches au trépas ; vous vous indignez des retards ; vous bénissez la présence, vous conjurez qu'on demeure ; vous consentez à la douleur, aux répugnances et aux risques d'une manœuvre ; et l'on dira qu'un tel art n'est pas vrai !

Vous vous emparez de nous par tous vos sens, par tous vos sentiments, impressions et aspirations, et nous n'existons pas ? Un fétu, que l'œil ne voit qu'à la loupe, a sa raison d'être, et nous n'aurions pas la nôtre ! Ah ! si nos détracteurs continuent à le soutenir, nous en appelons au sauvage, à ce triste moyen âge qui fut le tombeau de la médecine, ainsi qu'à l'opinion des siècles.

La Saint-Barthélemy décréta de tuer tout huguenot, si ce n'est « *le seul Ambroise Paré,* » cet autre père de la chirurgie moderne.

Le Bédouin de nos conquêtes sabrait tout chrétien, mais le médecin, jamais.

Pour ce qui est du consentement des siècles, le septième des livres sapientiaux nous consacre un éloge identique (1).

Ce concert et ce témoignage au profit de l'importance de notre art sont d'autant plus décisifs, qu'ils ont pour origine le sentiment de l'égoïsme et l'instinct énergique de la conservation.

La reine Catherine, le Bédouin, l'auteur sacré, comme il ressort des textes, chérissent et vénèrent notre existence, par la raison qu'ils la prennent pour leur sauvegarde. Ils tremblent à l'idée seule de nous survivre et de rester orphelins de notre appui tutélaire.

Messieurs, l'art tend à disparaître ; si vous n'y preniez garde, vous en seriez bientôt réduits au pur métier.

Phèdre, qui sut amuser votre enfance, peut instruire aussi votre âge mûr : « *Cui fidas vide ;* » N'écoute pas le premier venu, tu serais dupe de sa perfidie.

---

(1) *Honora medicum propter necessitatem : etenim illum creavit altissimus. A Deo enim est omnis medela, et a rege accipit donationem. Disciplina medici exaltabit caput illius et in conspectu magnatorum collaudabitur. Altissimus creavit de terra medicamenta : et vir prudens non abhorrebit illa, etc.* (Ecclesiastici, cap. XXXVIII, initium.)

« *Attendite à falsis prophetis ;* » c'est parole d'évangile. Ils vous montreront, pour vous mieux capter, tous les mirages de l'erreur.

Pour nous, confrères, il nous souviendra toujours que le pain que gagne la probité, comme un labeur honnête, possède seul une saveur douce !

V

Conclusions finales.

1º L'on ne saurait admettre l'existence de *plusieurs doctrines médicales* antagonistes et vraies en même temps, pas plus qu'il ne peut y avoir *deux vérités* répugnantes entre elles et contradictoires.

2º L'art se fonde sur des principes, sur des méthodes et sur des règles ; mais il ne renonce jamais à l'inspiration, au goût ni au sentiment ; — les premiers sont le fil qui le guide ; les seconds, le flambeau qui l'éclaire.

3º L'art médical n'a jamais souscrit au contrôle des précisions mathématiques. Je demande ici que le juge de l'artiste possède, tout au moins, le sentiment de l'art. A ce titre seulement, le verdict sera compatible avec la raison sévère et la justice impartiale.

Un modeste vote de confiance a pour lui le mérite du bon sens, — tandis qu'un arbitrage empreint d'incompétence et d'intrusion est souvent préjudiciable et toujours illusoire.

4º Art ou science, marine, astronomie, médecine, plus ils sont basés sur l'observation pratique et patiente, moins ils seront pris comme d'assaut par l'esprit paresseux et facile.

Laissons le lecteur du Dictionnaire de la Conversation naître ou tout doucement s'improviser à la science, tel que Minerve sortit armée de la tête de Jupiter.

VI

J'étais assuré, Messieurs, en dépit de ma faiblesse, de me faire écouter, en vous parlant au nom et au profit de vos fils, de vos femmes et de vous-mêmes. C'est un devoir, pour celui qui sait, d'apporter la lumière à l'intelligence qui ne sait point encore. Et comment posséderiezvous ces connaissances difficiles, qui jamais, peut-être, ne vous furent communiquées, et que nul ne devina jamais, puisqu'elles sont le fruit d'une expérience longue et méditative ?

Comment ! j'apprendrais qu'un piége est là, sous vos pas, voilé à vos regards, et j'aurais la cruauté de ne vous point avertir !

Je le sais, la vérité, au front pudique, aux formes stoïques et gênantes, cherche partout où se cacher.....

Vous excuserez un praticien qui a blanchi parmi vous, et qui ne s'absorba jamais dans d'autres distractions que le culte de son art, d'avoir osé se produire librement, mais en toute franchise et loyauté.

Nul de vous, j'en suis sûr, ne voudra me faire un crime d'avoir pris mon art à bras le corps, afin de vous le conserver intact.

Vous en agiriez tous les jours de même s'il fallait ravir votre père aux outrages, — sans même laisser croire qu'il y eût en cela ni courage ni piété !.......

Il est vrai que, dans tout autre auditoire, ma forme de parler eût pu courir des dangers ; mais pour vous, qui venez de faire à nos austères travaux l'honneur de les comprendre, votre présence en ce lieu étincelant encore de clartés littéraires et qu'anime toujours le souffle des Muses, le touchant intérêt que vous nous montrez, tout cela nous dit bien haut que vous formez l'élite du mérite et du savoir, et que c'est bien ici votre atmosphère.

L'attachement que vous daignez montrer pour des questions qui ne sont pas de votre culture, et cette union que, par votre attention obligeante, vous venez de sanctionner avec une cause moins appréciée que méritoire, en mettant le comble à notre reconnaissance, nous rendent chers et mémorables les instants que nous venons de passer ensemble.

En vain, Messieurs, l'art médical, tel que vous venez de le comprendre, touche-t-il à un intérêt universel ; en vain lui auriez-vous marqué sa place parmi les plus hautes attributions humanitaires ; si votre patronage, — aussi intelligent que sûr, — venait à lui manquer, tous nos efforts pourraient bien tomber inutiles.

En vos foyers, à l'heure du danger, accordez-nous toujours la coopération de votre zèle et de votre confiance.

En cette séance, qui a pour objet l'exposé de notre foi doctrinale et celui de nos devoirs professionnels, votre rôle et votre mission trouvent aussi leur place : éclairés, pénétrés de nos lumières, il vous appartient d'en être les propagateurs.

Vous êtes les abeilles dont le zèle industrieux ne se borne pas à composer leur propre miel; haineuses *aux frelons*, elles se sont prononcées pour le Dieu qui produit sans relâche; passionnées pour le parfum des fleurs, elles les visitent toutes, passent de calice en calice, — se couvrant de tout pollen afin d'en imbiber tout pistil; — messagères fidèles du Créateur, elles divulguent ainsi et promènent partout la fécondation.

(Extrait de l'*Union médicale de la Gironde*, février 1861.)

Bordeaux. — Imprimerie générale de Mme Crugy, rue et hôtel Saint-Siméon, 16.